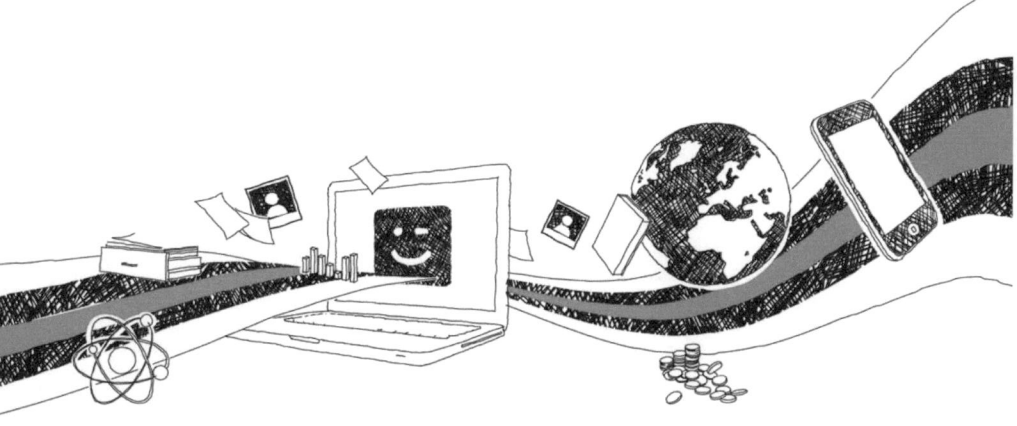
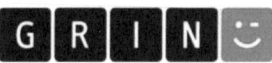

Förderung einer positiven Emotionsregulation bei Menschen mit psychischen Erkrankungen

Aileen Pawlick

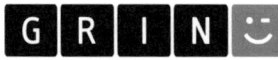

Bibliografische Information der Deutschen Nationalbibliothek:

Die Deutsche Nationalbibliothek verzeichnet diese Publikation in der Deutschen Nationalbibliografie; detaillierte bibliografische Daten sind im Internet über http://dnb.d-nb.de abrufbar.

ISBN: 9783964875372
Dieses Buch ist auch als E-Book erhältlich.

Druck und Bindung: Books on Demand GmbH, Norderstedt Germany
Gedruckt auf säurefreiem Papier aus verantwortungsvollen Quellen

Das vorliegende Werk wurde sorgfältig erarbeitet. Dennoch übernehmen Autoren und Verlag für die Richtigkeit von Angaben, Hinweisen, Links und Ratschlägen sowie eventuelle Druckfehler keine Haftung.

Das Buch bei GRIN: https://www.grin.com/document/1442638

Hamburger Fern-Hochschule

Psychologie (M.Sc.)

Hausarbeit
Förderung einer positiven Emotionsregulation bei Menschen mit psychischen Erkrankungen

Modul Neuropsychologie (NRP)

Herbstsemester

von

Aileen Pawlick

13.01.2024

INHALTSVERZEICHNIS

1   EINLEITUNG

Emotionen sind ein zentrales Element der menschlichen Erfahrung und stellen komplexe Phänomene dar. Sie haben eine überlebenswichtige Bedeutung, da sie das Individuum bzw. den Organismus in die Lage versetzen, sich im Hinblick auf seine Bedürfnisse schnell an die jeweilige Umwelt anzupassen, z. B. Angst vor Gefahr. Emotionen geben dem Menschen schnell Aufschluss darüber, inwieweit eine aktuelle Situation die eigenen Ziele und Anforderungen erfüllt oder bedroht, und es werden Handlungsreaktionen suggeriert, um Bedürfnisbefriedigung oder Schutz zu erlangen (Barnow, 2020, S. 5; Barnow et al., 2016, S. 5; Jacob & Lammers, 2012, S. 277).

Es ist bekannt, dass zahlreichen psychischen Erkrankungen eine Fehlregulation von Emotionen zugrunde liegt (Berking & Schwarz, 2013, S. 38; Senf et al., 2020, S. 179). Personen mit solchen Leiden weisen häufig einen ungünstigen Emotionsregulationsstil auf. Es fällt ihnen schwer, sich ihrer Gefühle bewusst zu werden, und sie wenden eher unangemessene Strategien an, um ihre Emotionen zu regulieren. So sind z. B. Angsterkrankungen durch häufiges Vermeidungsverhalten und damit durch die Verhinderung korrigierender und positiver Erfahrungen gekennzeichnet. Menschen mit Depressionen berichten von vermehrtem Grübeln, das sie nicht mehr unter Kontrolle haben und das negative Erleben verstärkt. Personen mit Essstörungen nutzen Essanfälle, um Spannungen und Gefühle zu regulieren (Barnow et al., 2016, S. 4). Defizite in der Emotionsregulation sind daher relevant für die Entstehung, Aufrechterhaltung und Behandlung psychischer Erkrankungen (Berking & Schwarz, 2013, S. 38). Aus diesem Grund ist die Fähigkeit zur anpassungsfähigen Emotionsregulation von großer Bedeutung und das Wissen darüber, wie diese funktioniert, unverzichtbar (Lammers & Berking, 2018, S. 27).

Angesichts der Relevanz des Themas soll in dieser Arbeit der folgenden Frage nachgegangen werden: Wie kann eine positive Emotionsregulation bei Menschen mit psychischen Erkrankungen gefördert werden? Dabei werden neurobiologische, kognitive und verhaltensbezogene Ebenen von Emotionen berücksichtigt.

Die Arbeit ist wie folgt aufgebaut: Im ersten Teil werden Emotionen und deren Dysregulation dargestellt. Danach wird auf psychische Erkrankungen eingegangen, die auf emotionale Dysregulation zurückzuführen sind. Anschließend werden die Emotionsregulation und mögliche Strategien zur Beantwortung der Fragestellung dargestellt.

2 EMOTIONEN

Emotionen sind das Salz in der Suppe des Lebens. Unangemessen intensive oder langanhaltende Emotionen können einem diese Suppe gehörig versalzen und zu massiven Gesundheitsbeschwerden führen. Daher ist die Fähigkeit, konstruktiv mit belastenden Emotionen umzugehen, von großer Bedeutung für die (psychische) Gesundheit. (Berking & Schwarz, 2013, S. 38)

2.1 Definition

Während in den 1940er-Jahren der Begriff ‚Emotion' noch als unspezifischer, störender Aktivierungszustand verstanden wurde, rückte er in den 1980er-Jahren als funktionaler, anpassungsfähiger Zustand in den wissenschaftlichen Fokus. So wurde z. B. die Relevanz von Emotionen für Entscheidungsprozesse oder die Fähigkeit zu schnellen motorischen Reaktionen betont (Stromberg & Zickenheiner, 2021, S. 45). Emotionen sind ein zentraler Bestandteil des menschlichen Erlebens und haben eine überlebenswichtige Bedeutung. Sie können als schnell auftretende Gefühlszustände wie Freude, Überraschung, Traurigkeit, Angst, Wut oder Ekel verstanden werden (Barnow, 2020, S. 5; Barnow et al., 2016, S. 5; Jacob & Lammers, 2012, S. 277). Typische Merkmale von Emotionen sind z. B. Instabilität, Intensität und kurze Dauer (Barnow, 2020, S. 5f.). Grundsätzlich lässt sich festhalten, dass eine Emotion ein bewusster oder unbewusster psychophysiologischer Prozess ist, der eine zügige Bewertung von Situationen im Hinblick auf ihre Relevanz für die Bedürfnisse oder Ziele eines Individuums ermöglicht (Lammers & Berking, 2018, S. 27). Dabei findet die Verarbeitung von Emotionen in einer komplexen Hirnstruktur statt, die als ‚limbisches System' bezeichnet wird. Dieses ist u. a. für die Regulation von Verhalten und emotionalen Prozessen zuständig, wobei die Amygdala bzw. der Mandelkern eine zentrale Rolle spielt (Ronft, 2021, S. 258). Sie hat die Aufgabe, Gedächtnisinhalte wie Erinnerungen mit emotionalen Inhalten zu bewerten und ist somit an der Entstehung von Angst, Wut oder Freude beteiligt (Kossak, 2020, S. 72). So reagieren Menschen mit einer überaktiven Amygdala emotional intensiver und bilden auch schneller Verknüpfungen zwischen Angstreizen und

Reaktionen. Das Gegenteil ist der Fall, wenn die Aktivität der Amygdala reduziert ist (Barnow, 2018, S. 41). Neurowissenschaftlichen Studien zufolge spielt insbesondere die Amygdala eine zentrale Rolle bei psychischen Erkrankungen wie Depressionen, Schizophrenie, Zwangsstörungen und posttraumatischen Belastungsstörungen (Stromberg & Zickenheiner, 2021, S. 23).

Emotionen können übergeordnet in neurobiologische, subjektive und verhaltensbezogene Komponenten unterteilt werden (Barnow, 2020, S. 5f.). Auf der neurobiologischen Ebene geht es um die Prozesse im zentralen und autonomen Nervensystem. Ersteres umfasst das Gehirn und das Rückenmark. Es integriert Sinnesreize, koordiniert die Motorik und reguliert innerorganische Prozesse. Letzteres steuert vegetative Funktionen wie Herzschlag, Atmung, Kreislauf und Stoffwechsel. Beide Nervensysteme sind am subjektiven Empfinden von Emotionen und an der Reaktion auf emotionale Reize beteiligt (Kappelhoff et al., 2019, S. 65). Damit verbunden sind Körperreaktionen wie Blutdruck, Anspannung im Körper, Ausschüttung verschiedener Hormone oder Schwitzen, sowie der körperliche Ausdruck in Form von Gestik und Mimik. Die Verhaltensebene durch verbale Äußerungen und kognitive Aspekte und auf der Ebene des subjektiven Gefühlserlebens, das sich auf die Gefühlswahrnehmung bezieht (Barnow, 2020, S. 4f.; Lammers & Berking, 2018, S. 27). Emotionen sind nicht immer nützlich. Sie können auch schädliche Auswirkungen haben, wenn sie nicht zur Situation oder zu den Werten der Person passen, oder wenn ihre Intensität oder Dauer ein Hindernis für angemessenes Verhalten darstellt (Stromberg & Zickenheiner, 2021, S. V). Ein Grund für dieses Phänomen kann eine gestörte Emotionsregulation sein, die im Folgenden näher erläutert wird.

2.2   Dysregulation von Emotionen

Dysregulation kann als mangelnde Fähigkeit verstanden werden, Emotionen nach Bedarf zu kontrollieren oder zu regulieren. Sie trifft auf, wenn es einer Person trotz negativer Konsequenzen nicht gelingt, ihre Emotionen so zu steuern, dass wesentliche Bedürfnisse befriedigt oder ihre psychosoziale Situation stabilisiert wird (Lammers & Berking, 2018, S. 30; Senf et al., 2020, S. 181). Oelsner (2022) verwendet in diesem Zusammenhang den Begriff ‚emotionale Inkompetenz‘, d. h. das Problem besteht darin, dass Menschen zu wenig Kontakt zu den eigenen Bedürfnissen haben und deshalb langfristig ihren Organismus durch dysfunktionale, auf Ersatzbefriedigung ausgerichtete Verhaltensweisen belasten (Oelsner, 2022, S. 40). Es kann zwischen Über- und

Unterregulation von Emotionen unterschieden werden. Bei ersterer steht die Vermeidung von emotionsauslösenden Reizen bzw. die Unterdrückung von Emotionen im Vordergrund. Die Forschung hat gezeigt, dass insbesondere das Vermeiden von emotionalen Erfahrungen zu einer negativen Entwicklung und damit zu psychischen Symptomen führt. Bei einer Unterregulation hingegen können das Erleben und der Ausdruck von Emotionen nicht hinreichend kontrolliert werden, sodass es zu intensiven Emotionen und übermäßigen Reaktionen oder Handlungen kommt, wie im Fall von Ärger und Wutanfällen. Mangelnde Fähigkeiten zur Emotionsregulierung spielen bei psychischen Krankheiten eine entscheidende Rolle (Lammers & Berking, 2018, S. 30) und können für die Entstehung, Aufrechterhaltung und Behandlung psychischer Leiden von Bedeutung sein (Berking & Schwarz, 2013, S. 38). Dies bedeutet, dass zahlreiche Symptome bzw. Verhaltensweisen bei psychischen Erkrankungen als Versuch verstanden werden können, problematische Emotionen zu vermeiden oder zu bekämpfen. Schwierigkeiten mit der Emotionsregulation können auch unter dem Begriff ‚Emotionsphobie' zusammengefasst werden (Lammers & Berking, 2018, S. 31).

3 PSYCHISCHE ERKRANKUNGEN AUFGRUND VON EMOTIONALER DYSREGULATION

Es ist bekannt, dass zahlreiche psychische Erkrankungen auf einer Dysregulation von Emotionen beruhen (Senf et al., 2020, S.179). Menschen mit dieser Störung nehmen in der Regel intuitiv eine emotionsphobische Haltung gegenüber ihren problematischen Emotionen ein, was oftmals zu belastenden psychischen Symptomen führt (Faltermaier, 2022, S. 9). Laut Jacob und Lammers (2012) sind verdrängte negative Emotionen häufig die Ursache psychischer Erkrankungen (Jacob & Lammers, 2012, S. 277).

Psychische Störungen, die mit belastenden emotionalen Prozessen einhergehen, sind z. B. Depression, Angst- oder Persönlichkeitsstörung. Die gängigsten Beschwerden von Betroffenen sind negative Emotionen wie Wut, Angst, Trauer, Depressivität, Abneigung, Hass, Verlegenheit, Schuld und Scham. Intensive negative Emotionen wie Angst oder Scham haben in der Regel einen lerngeschichtlichen Ursprung, der erklärt, warum das Individuum im späteren Leben auf bestimmte Reize wie Kritik oder Einsamkeit mit unerträglichen Emotionen reagiert (Jacob & Lammers, 2012, S. 278f.). Es handelt sich demnach meistens um ehemals erforderliche Anpassungen aus der Kindheit, die durch die

Vernachlässigung der Grundbedürfnisse notwendig geworden sind. Diese Adaptionen werden schließlich zu generalisierten Erwartungen an die Welt, die jedoch bis zum gegenwärtigen Zeitpunkt immer weniger geeignet sind, die Bedürfnisse der Erwachsenen angemessen zu befriedigen (Oelsner, 2022, S. 43). Zu den schwerwiegenden biografischen Erfahrungen gehören typischerweise emotionale und körperliche Vernachlässigung, Gewalt, Mobbing oder Missbrauch, die sich im Erwachsenenalter durch emotionale Schemata wie Angst, Scham oder Trauer manifestieren (Jacob & Lammers, 2012, S. 278f.). Die Betroffenen tendieren dazu, ihre Bedürfnisse vorzeitig zu resignieren, bestimmte Verhaltensweisen zu vermeiden oder unangemessene Ansprüche zu stellen; sie verhalten sich „emotional inkompetent" (Oelsner, 2022). Solche ungünstigen Voraussetzungen können zu einer unzureichenden Anwendung der vielfältigen Regulationsstrategien und zu Problemen bei der Emotionsregulation führen (Stromberg & Zickenheiner, 2021, S. V). Auch in weniger ernsten Situationen werden unvorteilhafte emotionale Konditionierungen hervorgerufen, z. B. Schuldgefühle in der Kindheit, weil ein kranker Elternteil nicht angemessen versorgt wurde und stattdessen die eigenen Bedürfnisse verfolgt wurden (Jacob & Lammers, 2012, S. 278f.).

Abhängig vom Störungsbild neigen Betroffene dazu, ihre Gefühle intensiver oder anhaltender zu erleben, z. B. bei einer Borderline-Persönlichkeitsstörung, oder sie nehmen mehr negative und weniger positive Emotionen wahr, wie bei einer Depression (Barnow et al., 2016, S. 4). Nachfolgend werden psychische Erkrankungen aufgeführt, bei denen es Belege dafür gibt, dass sie auf eine Dysregulation von Emotionen zurückzuführen sind:

- Borderline-Persönlichkeitsstörung in Form von emotionaler Instabilität, unterregulierten Emotionen und schädlichen Regulationsstrategien wie Selbstverletzungen

- Schwierigkeiten im Zusammenhang mit einer Depression, negative Emotionen zu akzeptieren, zu tolerieren und Emotionen adaptiv zu verändern

- Angststörung, die durch eine negative Reaktion auf Emotionen und die Unterdrückung von Emotionen gekennzeichnet ist, z. B. übermäßige und unterregulierte Ängstlichkeit sowie eine verminderte emotionale

Differenzierung mit Schwierigkeiten bei der Beschreibung und Benennung von Emotionen

- Essstörung mit Heißhungerattacken zur Unterdrückung negativer Emotionen oder mangelndes emotionales Bewusstsein

- Substanzmissbrauch durch die Unterdrückung negativer Emotionen in Form von Alkoholkonsum oder Drogengebrauch

- Posttraumatische Belastungsstörung aufgrund mangelnder emotionaler Klarheit und Akzeptanz (Lammers & Berking, 2018, S. 32)

4 EMOTIONSREGULATION

Unter Emotionsregulation können alle Prozesse verstanden werden, mit deren Hilfe Emotionen in ihrer Intensität, Dauer und Qualität beeinflusst werden (Lammers & Berking, 2018, S. 28). Michel und Hoppe (2022) beschreiben Emotionsregulation als Strategien, die beeinflussen, wie Emotionen erlebt und ausgedrückt werden. Es handelt sich um eine Form der Selbststeuerung, mit der Gefühlsreaktionen wie Angst, Wut, Aufmerksamkeit, Gemütsverfassung und Stress reguliert werden (Michel & Hoppe, 2022, S. 77). Die Regulationsprozesse können entweder automatisch oder kontrolliert ablaufen, sie können bewusst oder unbewusst sein, sich auf negative oder positive Emotionen beziehen und sie können auf deren Abbau, Verstärkung oder Aufrechterhaltung abzielen.

4.1 Adaptive und maladaptive Strategien der Emotionsregulation

Es kann zwischen adaptiver und maladaptiver Emotionsregulation differenziert werden. Adaptive Strategien sind gekennzeichnet durch das Wahrnehmen, Verstehen und Akzeptieren von Emotionen. Sie beinhalten kognitive Neubewertung, Akzeptanz und Problemlösung; als weitere emotionale Methoden werden Selbstunterstützung und Selbstmitgefühl diskutiert (Stromberg & Zickenheiner, 2021, S. 46). Zu den meist untersuchten emotionalen Strategien gehört die Neubewertung (Barnow, 2020, S. 71), bei der ein Perspektivenwechsel im Sinne einer veränderten Bewertung der emotionsauslösenden Situation stattfindet. Die Neubewertung kann sich auf die Situation, die eigene Reaktion und das Verhalten anderer Menschen beziehen (Barnow, 2020, S. 7). Weitere Techniken der Emotionsregulation wie Ablenkung, Benennung der Emotion oder Mitgefühl sind weniger intensiv untersucht. Einige Studien weisen jedoch darauf hin, dass sie im Vergleich zur Neubewertung teils überlappende, teils spezifische Kontrollregionen aktivieren. Wie bei der Neubewertung werden auch bei der Ablenkung Hirnareale angeregt, z. B. durch parallele Bearbeitung anspruchsvoller Denkaufgaben. Im Vergleich zur Neubewertung wurde während der Ablenkung eine stärkere Herunterregulation der Amygdala beobachtet. Ein ähnlicher Effekt zeigte sich bei der einfachen Benennung von Emotionen (Barnow, 2020, S. 80).

Bei maladaptiven Strategien werden hingegen kurzfristige emotionale Veränderungen im Sinne einer negativen Verstärkung genutzt. Dazu gehören Grübeln, Unterdrückung, Vermeiden (Stromberg & Zickenheiner, 2021, S. 46) oder Selbstabwertung, Perseveration (Verharren beim gleichen Gedankeninhalt), aggressives Verhalten und Aufgeben (Lange & Tröster, 2015, S. 103). Eine häufig untersuchte Emotionsstrategie nach der Neubewertung ist die Unterdrückung. Emotionen zu verdrängen, führt zu einer reduzierten Aktivierung der Amygdala (Barnow, 2020, S. 78). Dabei werden emotionale Reaktionen in Gesichtsausdruck, Gestik und Verhalten nur in abgeschwächter Form gezeigt oder ganz vermieden. Die Ursprungsemotion wird meist dennoch empfunden. Die Unterdrückung kann unbewusst oder bewusst erfolgen (Barnow, 2020, S. 7). Darüber hinaus wurde beobachtet, dass vermehrtes routinemäßiges Grübeln im Rahmen einer depressiven Erkrankung mit einer verstärkten Aktivierung der Amygdala bei der Verarbeitung emotionaler Stimuli einhergeht (Barnow, 2020, S. 79).

Strategien zur Emotionsregulation werden teilweise auch nach ihren langfristigen Auswirkungen auf die psychische Gesundheit klassifiziert. Dabei wird zwischen adaptiver und maladaptiver Emotionsregulation unterschieden. Obwohl die häufige Anwendung maladaptiver Methoden mit psychopathologischen Symptomen und geringer Lebenszufriedenheit korreliert, kann dies je nach Lebenssituation vorübergehend eine sinnvolle Strategie sein (Barnow, 2020, S. 40).

Im Rahmen einer Metaanalyse von Aldao et al. (2010) wurden sechs Emotionsregulationsstrategien (Neubewertung, Akzeptanz, Problemlösung, Grübeln, Unterdrückung und Vermeiden) mit Symptomen von vier psychischen Störungen (Angst, Depression, Ess- und substanzbezogene Störungen) in Verbindung gebracht. In dieser Untersuchung konnte gezeigt werden, dass es signifikante positive Korrelationen zwischen Emotionsregulationsstrategien wie Grübeln, Vermeiden, Unterdrücken und Problemlösen und den vier

Psychopathologiegruppen gab, während sie überraschenderweise für Neubewertung und Akzeptanz nicht signifikant waren. Diese Ergebnisse sind insofern
bedeutsam, weil Neubewertung und Akzeptanz eine wesentliche Rolle in Be-
handlungsmodellen wie der kognitiven Verhaltenstherapie bzw. akzeptanzba-
sierten Behandlungen spielen (Aldao et al., 2010, S. 217).

Die adaptiven und maladaptiven Strategien können auch nach dem Zeitpunkt
ihrer Anwendung im Prozess der Emotionsentwicklung unterschieden werden
(Michel & Hoppe, 2022, S. 77). Einerseits gibt es Techniken, die vor dem Ent-
stehen der Emotion greifen, andererseits solche, die als Reaktion auf ein emotionales Erlebnis ansetzen. Vor einer Prüfung können beispielsweise aufkom-
mende Ängste dadurch reguliert werden, dass an bisherige Prüfungserfolge ge-
dacht wird. Umgekehrt ist es möglich, die Traurigkeit beim Abschied vom eigenen Kind, das auf Klassenfahrt geht, zu überwinden, indem der Fokus auf positive Aktivitäten gelegt wird (Lammers & Berking, 2018, S. 29). Zahlreiche Maßnahmen wirken, bevor es zu einer emotionalen Antwort kommt. Ist die emotionale Reaktion bereits eingetreten, kann sie im positiven Fall durch z. B. Atemübungen oder körperliche Aktivität, im Negativfall durch Alkohol- oder Drogenkonsum reguliert werden (Lammers & Berking, 2018, S. 29; Michel & Hoppe,
2022, S. 77).

4.2 Emotionsregulation in der Psychotherapie

Emotionsbezogene Strategien in der psychotherapeutischen Praxis stellen
keine neue Behandlungsrichtung dar, sondern sollten nach Lammers (2016)
heute fester Bestandteil in allen psychotherapeutischen Schulen sein (Lammers, 2016, S. 30). Problematische und belastende emotionale Prozesse bilden
den Kern zahlreicher psychischer Erkrankungen und damit den Ausgangspunkt
für emotionsbezogene Techniken. Die wissenschaftliche Forschung unter-
streicht die Bedeutung der Aktivierung und Bearbeitung dieser schwierigen
emotionalen Vorgänge für eine erfolgreiche Therapie und macht daher den Ein-
satz emotionsbezogener Praktiken unabdingbar. Erst in den letzten Jahrzehn-
ten wurden schulübergreifende Konzepte für die direkte und explizite therapeutische Arbeit mit Emotionen entwickelt (Jacob & Lammers, 2012, S. 277f.; Lammers, 2016, S. 30f.). Jacob und Lammers (2012) unterteilen die schulübergrei-
fenden Strategien in fünf Ebenen. Die therapeutische Beziehungsebene bein-
haltet beispielsweise die Vermittlung korrigierender Beziehungserfahrungen.
Auf der kognitiven Ebene geht es darum, Emotionen zu verstehen, zu

überprüfen und neu zu bewerten. Bei der Verhaltensebene handelt es sich um den Abbau von Vermeidungsverhalten, die Konfrontation mit unangenehmen Gefühlen und deren Bewältigung. Auf der Ebene der Achtsamkeit, indem problematische Emotionen wahrgenommen und akzeptiert werden und auf der subjektiven Gefühlsebene, indem erlebnisorientierte Interventionen eingesetzt werden. Dazu gehören z. B. Imaginationstechniken, Stuhlarbeit, Focusing, Kunst-, Musik- oder Körpertherapie, die problematische Emotionen direkt aktivieren und verändern (Jacob & Lammers, 2012, S. 280–283). Emotionen spielen auch in verschiedenen psychotherapeutischen Schulen wie Gesprächspsychotherapie, Gestalttherapie, Hypnotherapie, Verhaltenstherapie und psychodynamischen Verfahren eine bedeutende Rolle (Jacob & Lammers, 2012, S. 278).

Eine andere Variante ist das Kurskonzept ‚Gefühle im Griff'. Dieses Gruppentraining basiert auf einem verhaltenstherapeutischen und ressourcenorientierten Ansatz mit Elementen aus der achtsamkeitsbasierten Therapie. Es ist geeignet für die Behandlung von psychischen Erkrankungen. Ziel des Trainings ist es, die Betroffenen bei der Entwicklung einer gesundheitsförderlichen Emotionsregulation zu unterstützen, indem die Wahrnehmung und Achtsamkeit für die eigenen Gefühle verbessert und die Auseinandersetzung mit ihnen gefördert wird (Barnow et al., 2016, S. 8f.). Das Konzept baut auf adaptiven Strategien wie Neubewertung, Akzeptanz, Problemlösung und Ablenkung auf, bietet aber auch Unterstützung im Umgang mit maladaptiven Methoden wie Grübeln, Unterdrückung und Vermeidung (Barnow, 2018, S. 70).

4.3 Intelligente Emotionsregulation

Laut Vu et al. (2023) ist die Regulierung von Emotionen die komplexeste Komponente der emotionalen Intelligenz (Vu et al., 2023, S. 83). Intelligente Emotionsregulation befähigt eine Person, Gefühle, die durch innere (Gedanken, Körpersymptome) und äußere Einflüsse (Stress, Konflikte, positive Erlebnisse) hervorgerufen werden, so zu regulieren, dass sie sich dabei wohl fühlt. Menschen, die ihre Emotionen intelligent steuern, tun dies mit einem hohen Maß an Flexibilität, d. h. die betreffende Person kann sich an unterschiedliche Situationen anpassen und ist nicht gezwungen, stets ihren emotionalen Verhaltensmustern zu folgen (z. B. sich bei Kritik immer gekränkt zu fühlen). Bei einer intelligenten Steuerung wird das zu Regulierende nicht nur subjektiv, sondern auch aus einer objektiven Perspektive betrachtet. Die Forschung konnte beispielsweise aufzeigen, dass eine zu starke Fokussierung auf das subjektive Erleben mit erhöhten

Depressionswerten einhergeht (Barnow, 2018, S. 34). Die Fähigkeit, Gefühle zu erkennen, zu benennen, auszudrücken und angemessen mit ihnen umzugehen, beschreiben Körner et al. (2023) mit dem Begriff der emotionalen Kompetenz. Dazu gehören die bewusste Wahrnehmung von Gefühlen bei sich selbst und bei anderen sowie die Regulation der eigenen Emotionen (Körner et al., 2023, S. 2). Anhand des ,Trainings emotionaler Kompetenz' wird erläutert, wie diese Fähigkeit trainiert werden kann. Mithilfe des Trainings sollen die emotionalen Kompetenzen von Menschen mit psychischen Erkrankungen oder erhöhtem Krankheitsrisiko systematisch gestärkt werden. Das Training soll den Betroffenen ein breites Spektrum an Strategien zur Regulation unerwünschter Emotionen vermitteln (Berking & Schwarz, 2013, S. 38f.), die dann möglichst erfolgreich beherrscht werden (Berking & Rupprecht, 2020, S. 226). Am Beginn des Trainings werden die Beteiligten über die Bedeutung und Funktionsweise von Emotionen aufgeklärt (Berking & Schwarz, 2013, S. 39). Nach der Einführung werden den Teilnehmern sieben emotionale Kompetenzen bzw. Basiskompetenzen im Umgang mit Emotionen vermittelt und intensiv trainiert: Muskel- und Atementspannung, wertfreies Wahrnehmen, Akzeptanz und Toleranz, Selbstunterstützung, Analyse sowie Regulation (Berking, 2017, S. 26). Dabei werden die bereits erworbenen Kompetenzen zunehmend verkürzt, sodass am Ende des Trainings jede Kompetenz in relativ kurzer Zeit angewendet werden kann (Berking & Rupprecht, 2020, S. 227).

4.4   Emotionsregulation auf neurobiologischer Ebene

Ein Mensch hat in seinem ca. 1,5 Kilogramm schweren Gehirn schätzungsweise 86 Milliarden Neuronen (Koch, 2013, S. 251). Spalding et al. (2013) schätzen die Anzahl neuer Neuronen im menschlichen Hippocampus bei Erwachsenen auf etwa 700 Neuronen pro Tag, was einer Erneuerungsrate von etwa 1,75 Prozent der Nervenzellen im Jahr entspricht (Spalding et al., 2013, S. 1219). Die Plastizität ist eine ausgeklügelte und bei jedem Menschen einzigartige Fähigkeit des Gehirns, sich an das sich ständig verändernde Leben anzupassen. Dieses Wissen kann für die Emotionsregulation genutzt werden (Barnow, 2020, S. 85f.). Um Emotionen auf neurobiologischer Ebene zu steuern, können die Methoden des Bio- und Neurofeedbacks eingesetzt werden, wobei letzteres als eine spezielle Form des Biofeedbacks zu verstehen ist, bei der die Hirnaktivität in die Feedbacksignale einbezogen wird. Biofeedback kann im therapeutischen Bereich angewendet werden, um körperliche Reaktionen für den Betroffenen sichtbar bzw. erfahrbar zu machen. Auf diese Weise lernen

Menschen, ihre eigenen physiologischen Muster zu regeln. Typische Anwendungsgebiete sind Angsterkrankungen, Depressionen, spezifische Phobien und posttraumatische Belastungsstörungen. In Studien konnte beispielsweise gezeigt werden, dass Teilnehmende erfolgreich lernten, ihre Herzfrequenz auch in Reaktion auf teilweise bedrohliche Bilder zu kontrollieren, wobei die Herzfrequenz mithilfe einer Ampelfarbcodierung visualisiert wurde. Dies galt ebenfalls für Situationen, in denen die Beteiligten kein direktes Feedback mehr erhielten und somit von früheren Trainingseinheiten profitierten (Kappelhoff et al., 2019, S. 70f.).

Außerdem kann das Wissen um die neurobiologischen Grundlagen der Emotionsregulation hilfreich sein, um zu verstehen, warum sich einige Strategien eher negativ auf das Wohlbefinden auswirken, während andere unter bestimmten Bedingungen positive Effekte haben. Das Verständnis der Funktionsweise des Gehirns kann dazu beitragen, zu begreifen, warum gewisse Übungen sinnvoll sind (Barnow, 2018, S. 40, 2020, S. 66).

5 ZUSAMMENFASSUNG UND FAZIT

Das erste Kapitel befasste sich mit der Bedeutung und Dysregulation von Emotionen. Es konnte gezeigt werden, dass insbesondere die Vermeidung emotionaler Erfahrungen zu einer negativen Entwicklung und damit zu psychischen Erkrankungen führen kann. Die Amygdala nimmt dabei eine zentrale Rolle ein und ist unter anderem für die Regulation von Verhalten und emotionalen Prozessen zuständig. Bei psychischen Leiden wie Depressionen, Angst- und Essstörungen, Substanzmissbrauch oder posttraumatischen Belastungsstörungen spielen die Vermeidung bzw. Unterdrückung und die Akzeptanz sowie die mangelnde emotionale Wahrnehmung negativer Emotionen eine entscheidende Bedeutung im Krankheitsgeschehen. Im anschließenden Kapitel zur Emotionsregulation wurden mögliche Methoden diskutiert und der eingangs gestellten Frage ‚Wie kann eine positive Emotionsregulation bei Menschen mit psychischen Erkrankungen gefördert werden?' nachgegangen. Es wurde dargelegt, dass Regulationsprozesse automatisch oder kontrolliert ablaufen, bewusst oder unbewusst sein können, sich auf negative oder positive Emotionen beziehen und auf deren Abbau, Verstärkung oder Aufrechterhaltung abzielen können. Es wurde deutlich, dass adaptive Strategien wie Neubewertung, Problemlösung, Ablenkung, Benennung der Emotion, Mitgefühl, die durch das Wahrnehmen, Verstehen und Akzeptieren von Emotionen gekennzeichnet sind, als positive

Techniken genutzt werden können. Maladaptive Praktiken wie Grübeln, Unterdrückung oder Vermeiden bewirken dagegen eine kurzfristige emotionale Veränderung im Sinne einer negativen Verstärkung. Das Kurskonzept ‚Gefühle im Griff' setzt genau bei den adaptiven Strategien an, bietet aber auch Unterstützung im Umgang mit maladaptiven Methoden. Ziel ist es, die Wahrnehmung und Achtsamkeit für die eigenen Gefühle zu verbessern und die Auseinandersetzung mit den eigenen Gefühlen zu fördern.

Die meisten Maßnahmen setzen vor der emotionalen Reaktion an; umgekehrt besteht nach Auslösung einer Emotion die Gefahr, dass diese durch ungünstige Strategien wie Alkohol- oder Drogenkonsum reguliert wird. Hier können positive Maßnahmen wie Atemübungen oder körperliche Aktivitäten bei der Bewältigung helfen. In der Psychotherapie werden Strategien auf den Ebenen der therapeutischen Beziehung, der Kognition, des Verhaltens, der Achtsamkeit und der Emotion angewendet. Dabei geht es zum einen um das Verstehen, Überprüfen und Neubewerten von Emotionen sowie um das Durchbrechen von Vermeidungsverhalten und die Auseinandersetzung mit unangenehmen Emotionen. Zum anderen gilt es, problematische Emotionen wahrzunehmen und zu akzeptieren. Eine weitere Möglichkeit zur Förderung einer positiven Emotionsregulation ist die emotionale Intelligenz oder auch emotionale Kompetenz. Dabei wird die Fähigkeit angesprochen, Gefühle zu erkennen, zu benennen, auszudrücken und angemessen mit ihnen umzugehen, sowie die bewusste Wahrnehmung von Gefühlen bei sich selbst und bei anderen und die Steuerung der eigenen Emotionen. Diese Fertigkeiten können durch sieben Basiskompetenzen wie Muskel- und Atementspannung, wertfreie Wahrnehmung, Akzeptanz und Toleranz, Selbstunterstützung, Analyse sowie Regulation geübt werden, die im ‚Training emotionaler Kompetenz' vermittelt werden. Um Emotionen auf neurobiologischer Ebene zu regulieren, kann die Methode des Biofeedbacks eingesetzt werden. Dabei werden die körperlichen Reaktionen der Betroffenen sichtbar bzw. erfahrbar gemacht. Auf diese Weise lernen Menschen, ihre eigenen physiologischen Muster zu regulieren. Darüber hinaus kann das Wissen um die neurobiologischen Grundlagen der Emotionsregulation helfen zu verstehen, warum sich bestimmte Strategien eher negativ und andere Bedingungen eher positiv auswirken.

Zusammenfassend lässt sich sagen, dass vielfältige und umfassende Aspekte auf neurobiologischer, kognitiver und Verhaltensebene der Emotionsregulation dargestellt werden konnten.

6 LITERATURVERZEICHNIS

Aldao, A., Nolen-Hoeksema, S., & Schweizer, S. (2010). Emotion-regulation strategies across psychopathology: A meta-analytic review. *Clinical Psychology Review*, *30*(2), 217–237. https://doi.org/10.1016/j.cpr.2009.11.004

Barnow, S. (2018). *Gefühle im Griff!* Springer Berlin Heidelberg. https://doi.org/10.1007/978-3-662-54637-6

Barnow, S. (Hrsg.). (2020). *Handbuch Emotionsregulation: Zwischen psychischer Gesundheit und Psychopathologie.* Springer Berlin Heidelberg. https://doi.org/10.1007/978-3-662-60280-5

Barnow, S., Reinelt, E., & Sauer, C. (2016). *Emotionsregulation.* Springer Berlin Heidelberg. https://doi.org/10.1007/978-3-662-47774-8

Berking, M., & Rupprecht, R. (2020). Training emotionaler Kompetenzen (TEK). In S. Barnow (Hrsg.), *Handbuch Emotionsregulation* (S. 223–230). Springer Berlin Heidelberg. https://doi.org/10.1007/978-3-662-60280-5_15

Berking, M., & Schwarz, J. (2013). Training emotionaler Kompetenzen: Gesundheit fördern durch effektive Emotionsregulation. *InFo Neurologie & Psychiatrie*, *15*(1), 38–44. https://doi.org/10.1007/s15005-013-0027-4

Faltermaier, T. (2022). *Ressourcen, gesundheitsbezogene im Dorsch Lexikon der Psychologie.* https://dorsch.hogrefe.com/stichwort/ressourcen-gesundheitsbezogene [25.03.2023]

Jacob, G. A., & Lammers, C.-H. (2012). Emotionsbezogene Techniken in der Psychotherapie. *PSYCH up2date*, *6*(05), 277–291. https://doi.org/10.1055/s-0032-1305159

Kappelhoff, H., Bakels, J.-H., Lehmann, H., & Schmitt, C. (Hrsg.). (2019). *Emotionen: Ein interdisziplinäres Handbuch.* J.B. Metzler Verlag.

Koch, C. (2013). *Bewusstsein: Bekenntnisse eines Hirnforschers*. Springer Berlin Heidelberg. https://doi.org/10.1007/978-3-642-34771-9

Körner, A. J., Sabatowski, R., & Kaiser, U. (2023). Emotionen bei chronifiziertem Schmerz. *Der Schmerz*. https://doi.org/10.1007/s00482-023-00748-z

Kossak, H.-C. (2020). Neuropsychologie der Angst. In H.-C. Kossak, *Kognitivbehaviorale Psychotherapie von Ängsten* (S. 71–77). Springer Berlin Heidelberg. https://doi.org/10.1007/978-3-662-62323-7_5

Lammers, C.-H. (2016). Emotionsbezogene Techniken in der Psychotherapie. *DNP - Der Neurologe und Psychiater*, *17*(10), 30–37. https://doi.org/10.1007/s15202-016-1057-9

Lammers, C.-H., & Berking, M. (2018). Emotionsregulation – Trend in der Psychotherapie. *PiD - Psychotherapie im Dialog*, *19*(01), 27–33. https://doi.org/10.1055/s-0043-123278

Lange, S., & Tröster, H. (2015). Adaptive und maladaptive Emotionsregulationsstrategien im Jugendalter. *Zeitschrift für Gesundheitspsychologie*, *23*(3), 101–111. https://doi.org/10.1026/0943-8149/a000141

Michel, A., & Hoppe, A. (Hrsg.). (2022). *Handbuch Gesundheitsförderung bei der Arbeit: Interventionen für Individuen, Teams und Organisationen*. Springer Fachmedien Wiesbaden. https://doi.org/10.1007/978-3-658-28651-4

Oelsner, S. (2022). *Fühlendes Erkennen: Theorie und Praxis emotionaler Heilung*. Frank & Timme.

Ronft, S. (Hrsg.). (2021). *Eventpsychologie: Veranstaltungen wirksam optimieren: Grundlagen, Konzepte, Praxisbeispiele*. Springer Fachmedien Wiesbaden. https://doi.org/10.1007/978-3-658-28888-4

Senf, W., Broda, M., Voos, D., & Neher, M. (Hrsg.). (2020). *Praxis der Psychotherapie: Ein integratives Lehrbuch* (6. Aufl., S. b-006-163306). Georg Thieme Verlag. https://doi.org/10.1055/b-006-163306

Spalding, K. L., Bergmann, O., Alkass, K., Bernard, S., Salehpour, M., Huttner, H. B., Boström, E., Westerlund, I., Vial, C., Buchholz, B. A., Possnert, G., Mash, D. C., Druid, H., & Frisén, J. (2013). Dynamics of Hippocampal Neurogenesis in Adult Humans. *Cell, 153*(6), 1219–1227. https://doi.org/10.1016/j.cell.2013.05.002

Stromberg, C., & Zickenheiner, K. (2021). *Emotionale Regulation bei psychischen Störungen: Praxis der Verhaltenstherapie schematherapeutisch erweitert*. Springer Berlin Heidelberg. https://doi.org/10.1007/978-3-662-63469-1

Vu, T. T., Vu, D., & Nguyen, T. M. L. (Hrsg.). (2023). *Emotionen in der interkulturellen Psychologie: Ein maschinell generierter Forschungsüberblick*. Springer Fachmedien Wiesbaden. https://doi.org/10.1007/978-3-658-39458-5